ÉTUDE

SUR

L'EAU MINÉRALE

DE FONFRÈDE

PRÈS CASTELMORON-SUR-LOT

PAR

LE D' DE GAULEJAC

ANCIEN INTERNE DES HÔPITAUX DE PARIS, LAURÉAT DE LA FACULTÉ

DE MÉDECINE, CHIRURGIEN DE L'HÔPITAL D'AGEN.

AGEN

IMPRIMERIE VIRGILE LENTHÉRIC

12, Rue de Cessac, 12

1875.

ÉTUDE

SUR

L'EAU MINÉRALE DE FONFRÈDE

PRÈS CASTELMORON-SUR-LOT

ÉTUDE

SUR

L'EAU MINÉRALE

DE FONFRÈDE

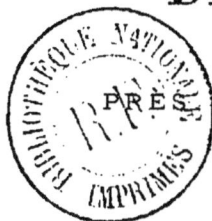

PRÈS CASTELMORON-SUR-LOT

PAR

LE Dr DE GAULEJAC

ANCIEN INTERNE DES HÔPITAUX DE PARIS, LAURÉAT DE LA FACULTÉ

DE MÉDECINE, CHIRURGIEN DE L'HÔPITAL D'AGEN.

AGEN

IMPRIMERIE VIRGILE LENTHÉRIC

12, Rue de Cessac, 12

—

1875.

I.

Castelmoron est une petite ville du Lot-et-Garonne, chef-lieu de canton, située sur la rive droite du Lot, à quinze kilomètres au-dessus de son confluent avec la Garonne. Sa situation, dans une riche plaine qu'entourent des côteaux couverts de vignobles, est des plus gracieuses. Elle a d'ailleurs son histoire, ayant joué un rôle important dans les guerres de religion et s'étant montrée fidèle à la fortune d'Henri IV. Le château, qui existe encore, mais qu'on ne reconnaîtrait plus sous un revêtement trop pompeux, fut longtemps la possession de la famille de Belsunce, illustrée, au dernier siècle, par l'héroïque évêque de Marseille.

A quelque distance de la ville, et à moitié

qu'il soit complet. En matière de thérapeutique,
surtout quand on veut constater les effets d'une
eau minérale, plusieurs années d'observations et
des centaines de faits probants sont nécessaires.
Ici, mon expérience est trop restreinte pour me
permettre de donner des conclusions définitives.
Cependant, j'ai vu se produire assez de résultats,
pour me sentir encouragé à les signaler au monde
médical. De là, sans doute, naîtront de nouveaux
essais qui, répétés par d'autres observateurs,
contribueront peut-être au classement d'une nouvelle eau minérale vraiment utile.

Plusieurs de mes confrères l'ont déjà prescrite
avec succès. J'ai extrait de leur correspondance,
avec le propriétaire de la source, ce qui pouvait
servir à éclairer la question.

AVANT-PROPOS

Il y a quatre ans, un honorable habitant de Castelmoron, M. Frenk Nègre, me signala, comme fort utile dans le traitement de certaines maladies, une eau de source coulant dans sa propriété, à peu de distance de la ville. Plusieurs personnes atteintes de la gravelle, d'affections de la vessie ou des reins, étaient venues en boire, et s'en étaient bien trouvées.

Je connaissais trop M. Nègre pour ne pas me préoccuper de sa communication. Je résolus donc d'essayer l'eau de sa source chez des malades choisis et dont je suivrais de près le traitement.

Le présent travail expose les résultats déduits d'une cinquantaine de cas se rapportant à des malades observés par moi ou par d'autres médecins. Je ne me dissimule pas combien il s'en faut

hauteur de la berge du Lot profondément
encaissé en ce point, jaillit la petite source,
dont l'eau va nous occuper. Elle est connue
sous le nom de *Fonfrède*. *

Sa réputation, avons-nous dit, était depuis
longtemps établie dans la contrée, et une vieille
femme, fort au courant des traditions locales,
disait à M. Nègre que tôt ou tard cette source
« ferait parler d'elle ». On n'en parlait guère
toutefois, et elle servait modestement aux
usages domestiques du voisinage.

Le malade qui est le sujet de la première
observation consignée dans cette notice, vint
habiter vers 1856 à quelques pas de Fonfrède.
Depuis de longues années, la goutte et la gravelle le tourmentaient. Il fit usage de cette
eau comme boisson, mais sans se douter qu'il
prenait un médicament approprié à son état.
Il fut agréablement surpris de rendre, sans
douleur, au bout de quinze jours, des urines
chargées de sable à grains assez volumineux,
de violentes coliques néphrétiques précédant

* Mot patois signifiant : fontaine froide.

d'ordinaire la sortie de ces corps étrangers. Le souvenir de ce qu'on disait relativement à l'eau de Fonfrède, lui revint alors à l'esprit, et il jugea qu'on pouvait avoir raison.

Après quelques mois, les coliques n'avaient pas reparu. Les accès de goutte diminuèrent aussi de fréquence et d'intensité, et au bout de quatre ans, la goutte elle-même n'était plus pour lui qu'un mauvais rêve.

Ce succès inattendu lui fit hautement prôner les vertus de l'eau de Fonfrède. La réputation de la source grandit, et des malades, toujours plus nombreux, vinrent lui demander leur guérison.

La gravelle, les affections inflammatoires du rein, de la vessie, de la prostate et de l'urètre, quelques cas de maladies du foie, de l'estomac, deux cas de diabètes, tels sont les ordres de faits pathologiques qu'il m'a été permis d'étudier, au point de vue de leur traitement par l'eau minérale de Fonfrède.

J'aurai soin de signaler les succès et les insuccès, selon les règles de la stricte probité et de la saine observation.

II.

Le terrain, étudié au point d'émergence et dans le périmètre de la source, nous présente la constitution suivante :

Le lit du Lot est creusé à Castelmoron, dans l'étage inférieur des terrains tertiaires (étage eocène). Cette couche est constituée, en ce point, par un tuf marneux, compacte et solide. Au-dessus de ce tuf, sur les deux rives, s'est déposée une épaisse couche de galets et de sable appartenant au terrain quaternaire. Enfin, sur cette seconde couche, s'en trouve une troisième formée de terre végétale.

Le point d'émergence de la source est à moitié hauteur de la berge, exactement au-dessus de la couche eocène. Dans les fouilles pratiquées pour la capter, M. Nègre a pu constater qu'elle jaillissait de l'épaisseur du tuf marneux, puis qu'avant d'atteindre le point où elle reparaît au jour, elle traversait, pendant cinq à six mètres, la partie supérieure de ce tuf et les galets de la couche quaternaire. C'est probablement à la couche de tuf que l'eau emprunte ses principes minéralisateurs. La marne s'y allie au tuf, en proportions très-variables. Elle est assez compacte pour donner au lit de la rivière et à ses bords une base solide, comme elle fait à la Garonne dans une grande partie de son cours à travers le département. Son épaisseur est très-considérable; les sondages entrepris à Agen, pour établir un puits artésien, n'atteignaient pas encore ses limites inférieures après plusieurs centaines de mètres.

Cette masse terreuse a des parties plus ou moins perméables, suivant que l'argile ou le sable y dominent, mais presque partout elle renferme aussi de faibles quantités de matières salines solubles. Il est naturel que les sources qui en découlent donnent des eaux plus ou moins minéralisées. Tel est le cas de Fonfrède.

III.

Le débit de la source n'est pas très-abondant; il varie un peu suivant la saison. La moyenne est de 10 litres par minute, ou 12,400 litres par 24 heures. Ce serait bien peu, si on devait compter sur cette eau pour l'administrer en bains; mais son action étant surtout efficace sous la forme de boisson, une pareille quantité suffit amplement à tous les besoins d'une consommation très-étendue. Notons qu'au même niveau et à peu de distance se trouvent d'autres sources dont l'analyse n'a pas encore été faite, mais qui ont probablement une composition chimique identique ou analogue. Un captage soigneusement fait pourrait conséquemment augmenter le débit d'une quantité très-considérable.

Conservée dans des bouteilles bien bouchées, l'eau de Fonfrède est restée sans altération après plusieurs années : circonstance très-pré-

cieuse pour une eau minérale qui , le plus souvent , est bue loin du lieu d'origine.

Elle est très-limpide , sans saveur , ni odeur
appréciables. Elle ne présente aucun dégage-
ment gazeux , soit au sortir de la source , soit
au moment où on débouche les bouteilles qui
la contiennent.

Prise en boisson , elle est légère , aisément
assimilable. Elle dissout le savon et cuit facilement les légumes. En un mot , elle a tous les
caractères d'une excellente eau potable.

La température est de + 15°, celle de l'air
étant de + 17°.

L'analyse chimique de l'eau de Fonfrède a
été exécutée avec beaucoup de soins par le
directeur de l'Ecole de Médecine de Toulouse ,
M. Filhol , dont le nom fait autorité en matière
d'hydrologie.

Voici cette analyse :

Eau , 1 kilogramme.

Bicarbonate de chaux. . . . $0^{gr}3306$
— de magnésie. . . $0\ 0352$
— de protoxide de fer. $0\ 0020$
A reporter. . . . . $\overline{0^{gr}3678}$

Report.	$0^{gr}3678$
Sulfate de chaux	0 0281
Azotate de chaux	0 0164
Chlorure de sodium	0 0340
Silicate de potasse.	0 0127
— de chaux	0 0145
Matière organique.	0 0200
Acide carbonique libre. . . .	0 0271
Iode.	traces.
Lithine	id.
Total.	$0^{gr}5206$

Dans le rapport qui accompagne cette analyse, l'auteur fait observer que l'eau de Fonfrède présente tous les caractères « d'une eau
bicarbonatée, légèrement alcaline et remarquable par la quantité d'azotate qu'elle renferme ».

L'école des mines de Paris, dans une analyse
de la même eau, est arrivée à un résultat
équivalent.

IV.

En examinant cette analyse, on est porté à s'étonner de voir des substances minérales s'y trouver à si petites doses. La première pensée qui vient à l'esprit est un sentiment de défiance à l'égard d'une eau si peu minéralisée. Mais l'activité d'une eau minérale se mesure peut-être moins aux doses des sels qu'elle contient, qu'à leur agencement spécial, à leurs modes particuliers de combinaisons. La doctrine homœopathique nous a montré, d'ailleurs, combien on pouvait obtenir de résultats sérieux avec des doses très-faibles de médicaments. Or, dans l'eau de Fonfrède, les substances salines existent en quantités parfaitement pondérables, à ce point qu'elles sembleraient énormes à nombre de sectateurs d'Hahneman. Dans tous les cas, l'activité particulière de ces médicaments, soit naturels, soit artificiellement préparés, est probablement assimilable à ces forces puissantes , mais de nature inconnue , qu'on a appelées *catalytiques.*

Quoi qu'il en soit de ces faits , curieux à étudier d'une manière générale, voici l'exposé succinct des effets physiologiques et thérapeutiques observés dans l'administration de l'eau de Fonfrède.

L'estomac est très-tolérant pour elle , soit qu'on la prenne à jeun , soit qu'on la boive au moment des repas. Elle est toujours facilement absorbée , même après l'ingestion de grandes quantités. J'ai vu plusieurs voisins de la source en boire de grands verres à la suite des repas, dans le but de favoriser le travail digestif, et ne pas s'en mal trouver.

Quand on la boit à jeun , on ne tarde pas à voir se produire un effet diurétique toujours en rapport avec la quantité ingérée.

De tels faits observés chez des personnes non malades , il n'est guère possible de déduire de réelles qualités thérapeutiques. A part l'azotate de chaux qu'elle renferme et qui la caractérise, suivant M. Filhol, elle se rattache par sa composition au groupe des bicar-

bonatées alcalines mixtes, groupe dont la spé-
cialisation est mal tranchée dans le plus grand
nombre de cas.

Mais si nous essayons l'eau de Fonfrède dans
certaines affections spéciales, elle se révèle à
nous avec une activité peu commune, qui permet de lui assigner une incontestable valeur
thérapeutique.

La goutte et la gravelle, les cystites aiguës
ou chroniques, les inflammations du rein, tels
sont les genres d'affection contre lesquels elle
nous a paru vraiment efficace. C'est d'ailleurs
au traitement de cette nature de maladies, que
la tradition populaire l'avait depuis longtemps
destinée.

Si nous cherchons des termes de comparaison
avec l'eau de Fonfrède, dans la série des eaux
minérales déjà connues, nous n'en trouvons pas
de meilleur que dans celle de Contrexeville.
« La spécialité de Contrexeville, dit M. Durand-
Fardel, est très-formelle ; elle s'applique au
traitement de la gravelle et du catarrhe vésical.
Ses eaux ont également été fort recommandées
dans la goutte ».

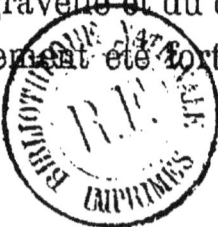

Le docteur Patissier, en analysant l'effet de l'eau de Contrexeville, l'attribue surtout à son facile passage à travers les voies urinaires, dont elle opère en quelque sorte le lessivage. Une grande quantité d'eau pouvant passer en un temps très-court dans le système urinaire, amène l'expulsion facile et prompte du sable ou des graviers et la disparition de l'état inflammatoire qui peut exister dans les reins ou la vessie. Il y a, en un mot, dans ce cas, action mécanique et non action chimique.

M. le docteur Baud, dans un travail plus récent, cherche à expliquer les bons effets de Contrexeville par une stimulation spéciale des organes excréteurs, comme le foie et les reins, stimulation qui se traduirait par l'élimination plus facile et plus complète des principes uriques, en surabondance dans l'économie des goutteux.

L'eau de Fonfrède paraît aussi stimuler fortement l'appareil de sécrétion urinaire. Je n'en veux pour preuve que cette élimination facile, prompte et non douloureuse de sable ou de graviers, après quelques jours de son usage.

Les doses d'eau ingérées ont toujours été moins fortes que dans la station de Contrexeville, où des buveurs fanatiques prennent parfois dix verres dans un quart-d'heure. Avec l'eau de Fonfrède, nous n'avons jamais dépassé la dose de trois bouteilles par vingt-quatre heures, et cependant l'action désirée n'a pas tardé à se produire.

L'eau de Contrexeville a un effet purgatif très-évident, qui laisse à sa suite un réveil de l'appétit. L'eau de Fonfrède, dans aucun cas, ne nous a permis de constater des propriétés laxatives d'aucune espèce ; mais sous son influence, l'appétit renaît après quelques jours, et les digestions deviennent plus faciles. Dans plusieurs cas de cystite chronique compliquée d'anorexie profonde, l'effet a été très-évident et très-rapide, alors même que l'état pathologique de la vessie persistait encore, preuve manifeste de l'action de cette eau sur les fonctions gastriques.

Dans aucun cas, avons-nous dit, nous n'avons eu besoin de recourir aux doses énormes qui sont d'usage habituel à Contrexeville, pour produire le lessivage des reins et l'expulsion des sables.

Ce fait ne tendrait-il pas à prouver que l'eau de Fonfrède a une action plus puissante et en quelque sorte plus élective sur l'organe excréteur de l'urine que l'eau de Contrexeville ?

Nous n'avons pas assez d'observations pour nous prononcer à cet égard d'une manière formelle ; mais tout nous porte à croire que telle est la vérité. L'eau de Fonfrède a réussi, en effet, là où des eaux minérales très-connues avaient échoué, témoin le malade qui fait le sujet de l'observation IV.

L'effet sédatif dans les maladies douloureuses de la vessie ou des reins a aussi été démontré d'une façon très-évidente. Les horribles crises de la colique néphrétique ont presque toujours été calmées. Les douleurs provoquées par la plupart des cystites ont trouvé une amélioration rapide après quatre ou cinq jours de traitement, alors même qu'on ne constatait pas de changement notable dans les autres symptômes. L'élément douleur a le premier été atteint, alors que l'eau de Fonfrède était employée à l'exclusion de tout autre médicament et à doses relativement modérées.

V.

L'effet, déjà, signalé sur le rétablissement des fonctions de l'estomac, pouvait faire prévoir l'utilité de l'eau de Fonfrède dans les maladies qui proviennent d'un trouble quelconque des fonctions de nutrition. Les cas où l'on remarque cette perturbation fonctionnelle embrassent en quelque sorte tout le cadre nosologique ; mais en ce moment nous avons surtout en vue la goutte et le diabète, car c'est à ces deux maladies que se rapportent quelques cas où l'eau de Fonfrède a produit d'heureux résultats.

La goutte est au premier rang des maladies que l'on traite par les eaux minérales. Vichy, Contrexeville, Capvern, Vals comptent ; parmi leurs meilleurs clients, la grande famille des goutteux. Ce n'est pas ici le lieu de s'étendre sur les théories qui ont été émises, de tout temps, pour expliquer la nature et les causes de la goutte. Bornons-nous à dire que le goutteux a en excès, dans son économie, de l'acide urique qu'il élimine soit par les reins, soit par les extrémités articulaires. Dans le premier cas, l'acide urique forme le sable ou les calculs rénaux; dans le second, les concrétions tophacées qui se déposent autour des articulations pendant la crise goutteuse. Or, la présence de l'acide urique dans le sang est le signe certain d'nne combustion incomplète des matières alluminoïdes. Pourquoi cette combustion est-elle incomplète? Le genre de vie, le mode de nourriture y contribuent pour une certaine part; mais, pour devenir goutteux, il faut avoir une prédisposition spéciale, dite diathèse goutteuse dans le langage médical.

Le fait essentiel que nous devons considérer ici, c'est la combustion incomplète provenant d'une faiblesse organique dont nous ne connaissons ni la nature ni la source. Toute eau minérale, tout remède, comme aussi tout genre de vie qui relèvera cette faiblesse organique, com-

battra efficacement la disposition goutteuse et
les divers accidents qui en proviennent. L'eau
de Fonfrède est, croyons-nous, un de ces
adjuvants. Par ses propriétés désobstruantes
des canaux excréteurs, elle favorise tout d'abord
la vitalité de l'individu, en débarrassant l'économie des produits de la combustion organique. Par son action sur les fonctions de l'estomac, elle prépare une nutrition facile et le
jeu régulier de l'admirable mécanisme du corps
vivant.

L'observation suivante est, ce nous semble,
un exemple frappant de cette action salutaire
sur la goutte.

OBSERVATION PREMIÈRE

**Goutte héréditaire. — Gravelle avec coliques
néphrétiques.**

M. X., âgé de soixante-huit ans, appartient
à une famille qui est goutteuse depuis plusieurs
générations. A trente ans, il éprouva les pre-

mières crises articulaires ; c'était la goutte aiguë, à marche très-franche, et à accès plus ou moins éloignés, séparés par des intervalles de santé parfaite. Le genre de vie avait toujours été régulier.

A trente-six ans, les coliques néphrétiques se firent sentir et, pendant dix ans, elles alternèrent avec des crises goutteuses et à des distances de plus en plus rapprochées. Les fonctions de l'estomac, jusqu'alors excellentes, laissaient déjà à désirer. A cinquante-six ans, M. X. vint habiter le voisinage de la source. Il en employa l'eau comme boisson ordinaire pure et mélangée avec le vin, sans rien changer d'ailleurs à son régime, qui était substantiel, mais sobre et régulier.

Quinze jours à peine s'étaient écoulés, lorsqu'il rendit une grande quantité de sable, à grains assez gros, et cela, *sans douleur*. Ce résultat l'étonna, d'autant plus que les coliques habituelles se terminaient par l'émission d'une quantité de sable infiniment plus faible. On lui fit alors observer qu'il s'était traité à son insu, par l'eau dont il buvait depuis son arrivée à

Fonfrède, eau dont les propriétés l'avaient toujours laissé fort incrédule.

Encouragé par ce soulagement inattendu, il continua avec soin l'emploi journalier de ce simple moyen thérapeutique, au moment ou dans l'intervalle des repas, mais à doses modérées, car il était, par nature, peu buveur.

Les coliques néphrétiques cessèrent, à partir de ce moment, pour ne plus reparaître. Dès ce moment aussi les fonctions digestives, depuis longtemps languissantes, reprirent vigueur. Les accès de goutte s'éloignèrent, leur intensité alla en diminuant; après quatre années, une guérison radicale était obtenue.

Dix ans se sont écoulés. M. X. a une santé parfaite, et rien ne lui rappelle plus qu'il a eu autrefois la gravelle et la goutte.

A côté de ce fait, j'en pourrais citer un autre relatif à un goutteux, jeune encore, qui avait ruiné sa santé par des excès et contrarié la marche naturelle du mal par des traitements intempestifs. Sa santé était perdue, des coliques néphrétiques atroces, suivies de l'expulsion de petits calculs, se produisaient plusieurs fois dans l'année. L'eau de Fonfrède a eu ici un succès presque aussi radical que chez le premier malade. Les accès de goutte ont disparu et les coliques néphrétiques, devenues beaucoup plus rares, sont, dès les premiers symptômes, presque toujours conjurées par l'usage de cette eau.

VI.

Gravelle simple.

Il nous eût été difficile de parler de la goutte sans avoir aussi à parler de la gravelle. Celle-ci existe, en effet, chez un grand nombre de malades ayant ou ayant eu des accidents articulaires ; mais, il arrive aussi fort souvent que la gravelle survient sans liaison apparente avec la goutte. Ce n'est pas dire que les cas de gravelle simple soient indépendants de la diathèse goutteuse. Celle-ci, protée à mille formes, se signale, dans l'économie vivante par des accidents très-variés et sans relations apparentes avec la maladie articulaire, que beaucoup de personnes étrangères à la médecine considèrent comme la seule manifestation de la goutte. Fonfrède a déjà vu de nombreux malades atteints de gravelle simple, guéris rapidement et sûrement par ses eaux. Voici, en quelques mots, quelle a été la méthode suivie dans ce traitement :

Le régime n'a pas changé quant à la quantité et à la qualité des aliments. La sobriété, la régularité des repas, la cessation du café et des alcooliques ont été les seules précautions hygiéniques recommandées.

L'eau est bue le matin à jeun, à la dose de deux à six verres et, au moment du repas, mélangée au vin dans les proportions normales. Certains malades se sont bornés à boire l'eau, aux repas seulement. La quantité totale ingérée dans la journée a varié de une à quatre bouteilles. Je n'ai pas vu dépasser cette limite.

Après un temps plus ou moins long, mais qui n'a guère dépassé dix jours, les douleurs profondes, les pesanteurs du coté des reins cessent par une abondante émission de sable ou l'expulsion de quelques graviers. Les violentes crises de coliques sont ainsi prévenues fort souvent; mais, dans tous les cas, si la crise arrive, elle est considérablement amoindrie, quant à sa durée et à son intensité. Si l'on continue l'usage de l'eau minérale, ou même si, pendant quelques jours de suite, on a eu soin d'en boire à des intervalles assez rapprochés, il est fort rare que de violentes attaques surviennent. L'un des malades dont nous donnons l'observation, après avoir demandé inutilement sa guérison à différentes eaux, a trouvé, dans celle de Fonfrède un remède héroïque contre l'intensité de ses coliques néphrétiques. Dès qu'apparaissent les symptômes précurseurs, il en boit quelques bouteilles et d'ordinaire l'expulsion des calculs se fait sans douleurs vives.

Presque tous les malades se sont traités chez eux avec de l'eau exportée de la source. Ceux qui ont pu se traiter sur le lieu même, avec

l'eau directement puisée au point d'émergence,
n'ont éprouvé une amélioration ni plus rapide
ni mieux caractérisée.

Les calculs ou le sable rendus pendant
l'usage de l'eau ont la même apparence que
ceux qui ont été rendus spontanément en
dehors de tout traitement. L'eau n'a donc
aucune action chimique sur ces produits; elle
active simplement leur élimination au dehors
des voies rénales, en surexcitant les fonctions
de l'organe. Elle diffère en ceci de l'eau de
Vichy, dont l'alcalinité puissante agit comme
un altérant sur la composition du sang et modifie, par cela même, la nature des produits
excrémentiels. Cette action, mal dirigée,
souvent par la faute des malades qui dépas-
sent les prescriptions médicales dans l'idée de
guérir plus vite, peut provoquer des accidents
graves. Ici l'effet de cette imprudence n'est pas
à craindre, la faible minéralisation de la source
et la nature des sels mettant à l'abri de pareils
accidents.

On pourrait croire, d'après cela que, dans
la gravelle, l'action de l'eau de Fonfrède cesse

après l'expulsion des calculs ou du sable. Nous avons vu son usage longtemps continué faire disparaître sans retour les coliques néphrétiques, dans quelques cas très-heureux, et diminuer considérablement leur intensité dans les autres. Je ne me charge pas d'expliquer cette action, attribuable sans doute à une influence sur la composition du sang, qui se fait sentir peu-à-peu et à la longue. Les plus belles explications théoriques ne valent pas la simple constatation d'un effet curatif certain.

Dans les cas légers de gravelle, quand les sujets rendent parfois une quantité plus ou moins forte de sable rouge, après des douleurs mal définies des régions rénales, il suffit de quelques jours pour amener un soulagement notable.

Le premier effet du traitement, c'est l'augmentation des dépôts, qui ne tardent pas d'ailleurs à disparaître complétement. Il est bon de le commencer à ce premier degré de la maladie. On évitera ainsi l'aggravation probable, certaine même, de celle-ci, même alors que

les conditions seraient favorables à son développement.

Il est parfois arrivé dans l'administration de
l'eau de Fonfrède pour des affections autres
que la gravelle, de voir, après quelques jours,
un sable abondant tapisser le fond du vase.
C'est une nouvelle preuve de l'action vraiment
élective de cette eau sur le rein. Il y a bien peu
d'organismes qui, à un certain âge, n'aient
les canalicules urinaires plus ou moins obstrués
par du sable urique. L'action éliminatrice de
l'eau de Fonfrède, en révélant ce sable caché,
modifie certainement d'une manière très-heu-
reuse l'état du rein.

Il n'a été, jusqu'à présent, question que de
la gravelle formée par de l'acide urique et des
urates. Les phosphates de chaux et de magnésie
constituent encore une série très-nombreuse de
dépôts urinaires, auxquels on a donné le
nom de gravelle phosphatique ou gravelle
blanche, par opposition à celle qui dérive
de l'acide urique, et qui est rouge. N'ayant
pas eu de cas de ce genre à traiter, nous
devons attendre que d'autres observations

nous permettent d'arrêter nos idées sur ce point. On peut cependant, et par voie d'analogie, admettre comme infiniment probable une efficacité aussi grande contre la production phosphatique.

Telles sont les remarques que nous avons à présenter à l'occasion du traitement de la gravelle par l'eau de Fonfrède. Quelques observations vont les compléter et les appuyer.

OBSERVATION DEUXIÈME

Gravelle et Coliques néphrétiques.

Un homme de quarante-cinq ans, ouvrier tonnelier, d'une constitution robuste, vint à l'hôpital d'Agen pour se faire traiter de violentes coliques néphrétiques. Elles existaient depuis trois ans et revenaient à de très-courts intervalles avec une telle intensité que le malade, découragé, avait abandonné son travail. Après chaque crise les urines laissaient un dépôt de mucus transparent et de sable rouge. Jamais il n'avait eu de crises goutteuses, mais il avait largement abusé du vin et des boissons alcooliques.

Je connaissais les eaux de Fonfrède, depuis peu de temps. Trouvant l'occasion d'en essayer l'emploi, j'envoyai le malade sur les lieux, en lui conseillant de les boire à la source.

Après huit jours de traitement, il rendit, sans souffrance, une assez grande quantité de sable, et les douleurs de reins ayant disparu, il put recommencer à travailler de son état, dans la petite ville voisine ; le traitement avait duré un mois. Je n'ai plus eu de ses nouvelles.

OBSERVATION TROISIÈME

Gravelle avec Coliques néphrétiques datant de sept ans.

M. X., négociant, est depuis sept ans sujet à des coliques néphrétiques ; il a fait usage sans succès des eaux de Vichy, de Contrexeville, etc., soit chez lui, soit dans ces stations.

3

Découragé, il avait cessé tout remède, et sup-
portait philosophiquement son mal. Au mois de
mars 1873, ayant entendu parler des eaux de
Fonfrède, il s'en procura et en but à la dose de
deux bouteilles chaque matin, avant son déjeu-
ner. Après quelques jours de ce régime, il
rendit, sans douleur, plusieurs petits calculs.

Depuis cette époque, à chaque menace de
colique néphrétique, il se remet à l'usage de
l'eau de Fonfrède et, après le troisième ou le
quatrième jour, un ou deux petits graviers sont
expulsés aussi facilement que le furent les
premiers. La chose s'est ainsi passée, à quatre
reprises différentes, pendant l'année 1873.
Nous n'avons pas eu d'autres renseignements
depuis cette époque.

OBSERVATION QUATRIÈME

M. X., trente ans, est d'une constitution
robuste. Dès son enfance, il a été sujet à des
crises de rhumatisme, et ses parents avaient eu

des atteintes de la même maladie. Vers la fin
de 1872, il se plaignit à moi de douleurs
vagues dans les régions rénales, qui persistaient,
disait-il, depuis plusieurs mois. Peu-à-peu, ces
douleurs s'accentuèrent de façon à constituer
de véritables accès de coliques néphrétiques.
A la suite de ces crises, il y avait un énorme
dépôt de sable rouge et de mucus. Il prend,
sur mon conseil, l'eau de Fonfrède, à la dose
de deux bouteilles par jour. Dans la première
semaine, il y a déjà un soulagement notable ;
plus de douleurs rénales continues, et les
crises ne reparaissent pas. En même temps,
dépôt au fond du vase, d'un abondant mélange
de sable et de mucus non purulent. La cure a
été continuée pendant un mois ; soixante bouteilles ont été bues. Après ce temps, les
urines étaient redevenues normales et les crises
avaient cessé.

VII.

Emploi de l'Eau de Fonfrède dans les Inflammations du Rein.

Chez presque tous les graveleux , surtout chez ceux d'origine franchement goutteuse , il existe , après les coliques néphrétiques , une inflammation plus ou moins vive des reins. Cette inflammation présente tous les degrés , depuis la simple irritation de la muqueuse des bassinets jusqu'à la destruction complète de l'organe , comme on l'a vu dans les cas de calculs enchatonnés. Heureusement , ce dernier cas est rare et , le plus souvent , la néphrite calculeuse cesse peu de temps après l'évacuation des calculs. L'eau de Fonfrède , en favorisant cette terminaison des coliques néphrétiques , est par cela même un des meilleurs moyens à employer contre ce genre de néphrite.

Dans les cas de néphrite , sans gravelle ,

nous n'avons eu qu'un sujet à traiter. C'était un malade venu à l'hôpital pour une purulence extrême des urines, accompagnant un état cachectique très-avancé.

Cet homme, jeune encore, — il était âgé de quarante-cinq ans, — avait abusé de la vie de toute manière, au point de perdre toute sa fortune, et était tombé dans le dernier degré de la misère. Quand il est entré à l'hôpital, il logeait, depuis plus d'un an, dans une arrière-boutique humide et malsaine au plus haut degré. Quand il s'aperçut de l'état de ses urines, il souffrait déjà depuis longtemps de la région rénale ; son appétit était presque nul, sa nourriture insuffisante, sa situation, conséquemment, des plus tristes. La poitrine ne présentait rien d'insolite ; le cœur et les gros vaisseaux fonctionnaient bien. Les fonctions digestives se faisaient très-irrégulièrement. Les urines, rendues d'ailleurs sans douleur, étaient très purulentes ; une sorte de pus crémeux, bien que sans mucosités, formait au fond du vase une couche d'un blanc jaunâtre.

La vessie, explorée avec la sonde, ne présente rien d'anormal. La prostate est volumineuse, mais non douloureuse au toucher.

Le malade se plaint d'une douleur profonde dans la région rénale, surtout à droite. La percussion pratiquée en ce point permet de constater une matité plus étendue qu'à gauche ; la sensibilité développée par cette simple opération est assez vive. Rapprochant ce fait de la présence d'une abondante quantité de pus crémeux dans les urines, il me paraît naturel de diagnostiquer une pyélo-néphrite chronique, probablement limitée au rein droit.

Divers moyens furent employés sans succès. Les révulsifs et les balsamiques constituèrent la base d'un premier traitement. En même temps, un régime tonique et réparateur était prescrit. Après quinze jours, l'état des forces semblait meilleur, mais la quantité de pus contenue dans les urines ne paraissait pas diminuer. A cette époque, le malade a été mis à l'usage de l'eau de Fonfrède, à la dose d'un litre par jour. Après huit jours, il n'y a guère d'amélioration, mais vers le quatorzième jour, du soir au lendemain, on constate la cessation de la

purulence des urines. Elles restèrent lim-
pides durant huit ou dix jours, au bout des-
quels le pus reparut, mais en moindre quantité.
L'usage de l'eau minérale n'avait pas été sus-
pendu. On força la dose ; les urines redevin-
rent claires. L'état général s'améliorait, lorsque le malade mourut subitement, quelques
instants après son repas du soir.

L'autopsie complète n'a pu être faite, mais
on a pu examiner avec soin les organes urinaires. La vessie paraissait saine, fortement mus-
culeuse. Le rein droit était notablement plus
volumineux que le rein gauche. Sa surface
externe était d'un rouge brun, pleine de bosse-
lures correspondant aux lobules hypertro-
phiés.

A la coupe, le rouge foncé de la substance
tubuleuse tranche d'une façon remarquable sur
la coloration plus pâle de la substance corticale.
En pressant l'organe, on fait sourdre une urine
légèrement blanchâtre à l'extrémité des cônes.

La muqueuse des bassinets est pâle, mais
sensiblement épaissie.

Le rein gauche est fortement congestionné,

mais à un degré moindre que le premier. La muqueuse des bassinets est saine.

Tel est le résumé d'une longue observation dont il serait inutile de reproduire tous les détails. L'action de l'eau de Fonfrède a nettement diminué la purulence des urines. Nul doute qu'un usage plus longtemps prolongé ; aidé d'un régime convenable , n'eût guéri cette affection, bien qu'elle fût sérieuse. Une mort soudaine n'a point permis au malheureux malade de jouir de l'amélioration qui s'était manifestée.

VIII.

Emploi de l'Eau de Fonfrède dans les Cystites aiguës ou chroniques.

Les maladies inflammatoires de la vessie , sous leur forme aiguë ou chronique, chez l'homme ou chez la femme, ont toujours été, dans les cas qu'il nous a été donné d'observer, utilement traitées par l'eau de Fonfrède.

Un des premiers effets, c'est la sédation de la douleur. La miction devient moins fréquente, plus facile, plus abondante. Les dépôts simplement muqueux ou purulents diminuent d'une façon plus ou moins rapide, mais presque toujours très-évidente, et la guérison s'est le plus souvent produite quand le mal n'était pas trop ancien, ou le malade trop cachectique. Il y a eu, au moins, amélioration dans les cas les plus graves. Tel est celui d'un malade qui se mourait, épuisé par les douleurs d'une cystite chronique. L'eau de Fonfrède, après l'avoir calmé, est devenue pour lui une boisson journalière, dont les effets sédatifs se continuent depuis bientôt deux ans.

Nous avons eu deux fois seulement à traiter des cystites aiguës, consécutives à des accouchements laborieux. Dans les deux cas, la guérison a été facile, rapide, complète, après quinze jours de traitement.

Il existe, chez la femme, une forme chronique de cystite qui, par les douleurs horribles qu'elle provoque et par sa ténacité, semble faite pour désespérer les malades et les médecins. Cette forme est peu ou point décrite dans les ouvrages classiques. On me permettra d'en donner une esquisse.

Les premières atteintes de cette affection se font sentir, d'ordinaire, au début des époques menstruelles. A ce moment, la jeune fille ressent des envies plus fréquentes d'uriner. L'émission des dernières gouttes s'accompagne d'un ténesme plus ou moins intense, qui la porte à *pousser*, comme pour chasser un corps étranger de la vessie. Bientôt ce ténesme devient douloureux. L'époque menstruelle passée, l'orage organique se calme et tout rentre dans l'état normal. Le mois suivant, reproduction des mêmes phénomènes. Ils deviennent peu-à-peu plus douloureux et plus persistants, jusqu'au moment où ils interdisent tout repos à la malade.

Les urines, d'abord légèrement chargées de mucosités transparentes, deviennent souvent purulentes; d'autres fois leur limpidité est presque complète, mais les mucosités persistent jusqu'au moment où disparaît la souffrance.

Nous ne saurions trop insister sur le caractère douloureux de cette affection. Ce qu'éprouvent certaines malades, au moment de l'émission des urines, surtout vers la fin, est impossible à décrire. Celles qui ont été mères comparent ces douleurs à celles de l'enfantement.

Le mariage exaspère toujours le mal. Abandonnée à elle-même, cette forme de cystite n'a aucune tendance à guérir. Elle dure même après la ménopause, malgré la liaison qui semble la rattacher à l'apparition des époques menstruelles.

Ajoutons, pour être complet, que la pression sur le col de la vessie produit une douleur très-vive. Le cathétérisme est impossible. Dans un cas, voulant essayer une cautérisation du col de la vessie, l'introduction seule de la sonde provoqua une crise nerveuse effrayante. Je me promis bien de ne pas recommencer. La douleur éclata surtout au moment où la sonde toucha le col.

Après plusieurs années d'un pareil état, l'économie est devenue incapable de lutter contre le mal. La persistance et l'atrocité des douleurs amènent des complications gastriques d'où procèdent, dans la nutrition, des désordres pouvant causer la mort par épuisement.

Le tableau précédent s'applique à un cas qui a atteint son maximum d'intensité. Fort heureusement les cystites légères au début, guérissent, pourvu qu'elles soient prises à temps, mais il faut particulièrement se défier de ces douleurs vésicales, qui surviennent chez la jeune fille sans cause appréciable. Les cystites consécutives à l'accouchement sont de moindre importance ; négligées, elles peuvent cependant prendre une forme grave.

Il ne nous a pas été possible de trouver les causes prédisposantes de cet état. Est-ce la diathèse dartreuse ? Sont-ce les hémorrhoïdes ? Nous avons connu une femme affectée de cystite chronique depuis vingt-cinq ans, chez qui cette dernière cause pouvait être invoquée, et qui succomba à des hématuries répétées.

Nous avons eu l'occasion d'expérimenter

l'eau de Fonfrède chez plusieurs malades appartenant à la catégorie précédente. On trouvera plus loin quelques observations qui démontreront, je l'espère, la très-grande efficacité de cette médication.

Chez l'homme, les résultats ont été aussi heureux quand la cystite ne datait pas de longtemps. Dans presque tous ces cas, l'amélioration a été rapide et la guérison solide.

Au contraire, quand la cystite est de longue date arrivée à purulence, si la prostate, en outre, est fortement hypertrophiée, comme c'était le cas chez trois malades observés, la guérison n'a pas été obtenue après un mois entier de traitement. Il y avait pourtant amélioration notable, et on pouvait espérer qu'un usage plus prolongé de l'eau minérale aurait amené une heureuse terminaison, mais les circonstances n'ont point permis de prolonger le traitement. Encore un point à élucider, dans l'histoire de Fonfrède.

Chez la femme âgée qui n'a plus ses règles, on constate des cystites chroniques offrant les mêmes caractères que celles de l'homme du

même âge. Dans un cas de ce genre, où la
suppuration était fort abondante, une grande
amélioration a été obtenue par l'administration
de trente bouteilles d'eau ; mais ce n'était pas
une guérison.

Les observations suivantes compléteront ce
qui a trait à la cystite traitée par l'eau de
Fonfrède.

OBSERVATION SIXIÈME

Jeune fille de vingt-deux ans, forte, robuste,
d'un tempérament légèrement lymphatique,
réglée à quatorze ans. — A seize ans elle com-
mença à souffrir de la vessie au moment des
époques menstruelles. Les besoins d'uriner
étaient fréquents et la douleur consécutive à
l'émission des dernières gouttes d'urine, fort
vive. L'urine, peu abondante, laissait déposer,
bien qu'assez claire, des mucosités transparentes. Dans la première et la seconde années,
les accidents cessaient d'ordinaire après l'épo-

que ; mais les symptômes prirent peu à peu de l'aggravation et quand nous fûmes consulté les phénomènes de cystite devenus permanents se montraient avec une acuité plus grande au moment des crises menstruelles.

Plusieurs traitements avaient été employés sans succès. J'envoyai Mlle X. à Castelmoron, où elle se mit à boire immédiatement deux à trois bouteilles, par jour, d'eau de Fonfrède. Après un mois et demi, le soulagement était complet. Mlle X. put quitter Fonfrède, mais elle avait soin de reprendre de son eau aussitôt que son ancien mal faisait mine de reparaître. Quatre ans sont passés depuis cette époque, et la guérison ne s'est point démentie.

Ce cas me préoccupait d'autant plus qu'une sœur de cette jeune fille, atteinte de la même affection, avait vu les accidents de cystite s'accroître postérieurement à son mariage et se terminer avec la vie, après quelques années de souffrances non interrompues. Mlle X. s'est mariée un an après la cessation de sa maladie : elle a eu deux grossesses heureuses, et aucun symptôme fâcheux ne s'est manifesté.

La guérison, dans le fait précédent, a été fort rapide, eu égard à l'ancienneté et à la gravité du mal. On ne doit point compter toujours sur un succès aussi complet; mais, dans les cas les plus malheureux, nous avons constaté une tolérance très - grande pour l'eau de Fonfrède et un véritable soulagement pendant tout le temps que les malades étaient soumises à son action.

OBSERVATION SEPTIÈME

Cystite aiguë consécutive aux couches chez une jeune femme.

Mme X., âgée de vingt-un ans, est d'une santé délicate et sujette aux hémorrhoïdes depuis l'apparition de ses règles, qui a eu lieu à quatorze ans. Elle était mariée depuis un an, quand est survenue une grossesse. Vers la fin de la gestation, elle commence à souffrir de la vessie. L'accouchement est peu laborieux. Les suites de couches sont bonnes, seulement les douleurs de vessie ont beaucoup augmenté depuis le huitième jour après la délivrance. Elles sont surtout très-vives à la fin de la miction et durent de dix minutes à un quart-d'heure. Les besoins d'uriner étant très-fréquents, la douleur se renouvelle très-souvent dans la journée ; de là une fatigue excessive, un mouvement fébrile continu et la perte complète d'appétit.

L'eau de Fonfrède est administrée à la dose d'une bouteille par jour. Dès le troisième jour, il y a un commencement d'amélioration ; les envies d'uriner sont moins fréquentes, la douleur consécutive moins aiguë. Après vingt jours de traitement, la guérison est complète.

OBSERVATION HUITIÈME

Cystite chronique chez un homme, sans hypertrophie prostatique et sans purulence des dépôts.

Guérison rapide.

M. Z., officier d'infanterie, est d'une constitution assez robuste pour avoir pu braver

impunément les fatigues de la dernière campa-
gne. Toutefois, depuis deux ans, il souffre de
la vessie sans cause connue. Il y a dix ans, un
écoulement uréthral l'avait retenu à la chambre
pendant quelques jours.

Les besoins d'uriner sont plus fréquents,
surtout la nuit. Les urines laissent déposer un
dépôt glaireux assez abondant, mais non purulent. L'état de la prostate est normal. Le cali-
bre du canal n'a pas été modifié par le traitement de l'écoulement au moyen d'injections
irritantes.

Le malade est vivement préoccupé de son
état, à tel point que ses digestions sont devenues lentes, paresseuses et s'accompagnent
d'un développement de gaz extraordinaire.
Parfois même, le matin, à jeun, il a des vertiges qui ne disparaissent qu'après le repas. On a
là tous les caractères du vertige stomacal; or
rien, dans la constitution ou dans les habitudes
de vie, n'explique cet état gastrique qui paraît
se rattacher à la préoccupation produite sur
l'esprit de M. Z. par celui de sa vessie.

Pour tout traitement, on prescrit à M. Z.

deux bouteilles d'eau minérale par jour, à prendre aux repas et en dehors des repas.

Elle est parfaitement tolérée ; après trois semaines, les urines sont devenues très-limpides et n'offrent pas trace de dépôt. Les digestions s'étant améliorées, les vertiges cérébraux finissent par disparaître.

Nous avons eu des nouvelles du malade après plusieurs mois. La guérison s'était maintenue, malgré les violentes fatigues de la chasse, devenue pour lui une véritable passion.

OBSERVATION NEUVIÈME

Cystite chronique chez une vieille femme, avec purulence des dépôts. Amélioration notable.

Mme N., soixante-cinq ans, est malade depuis dix ans d'une affection de vessie. Elle n'a ni gravelle, ni calcul, mais elle souffre beaucoup à chaque émission d'urine ; il lui arrive souvent, depuis un an surtout de laisser involontairement échapper le liquide. Des flocons blanchâtres restent en suspension dans l'urine, sans exclusion d'un dépôt de mucus très-purulent. Les nuits sont presque sans sommeil.

Pendant deux mois, Mme N. a pris régulièrement une bouteille d'eau de Fonfrède. La malade, à ce moment, n'avait plus d'incontinence et les douleurs étaient fort diminuées.

IX.

De l'Eau de Fonfrède dans les Maladies du Canal de l'Urètre.

Il était naturel, après avoir essayé l'eau de Fonfrède dans les maladies du rein et de la vessie, de continuer la même expérience sur celles du canal. Je ne parle pas des affections de la prostate. Dans les hypertrophies de cette glande, un moyen curatif certain est encore à trouver. Or, comme cet état de la prostate se lie presque toujours à une cystite chronique du bas fond de la vessie, on comprend comment une eau minérale, utile dans l'affection rénale, peut exercer une influence salutaire, bien que lente à se produire, sur l'affection glandulaire.

Dans les écoulements blennorrhagiques aigus, nous avons obtenu avec l'eau de Fonfrède une sédation de la douleur et une facilité de miction, qui ne semblent pas, il est vrai, différer sensiblement de celles que procure la classique tisane de graine de lin.

Dans les écoulements chroniques sans rétrécissement du canal, l'action a été nulle ou à peu près. L'eau de Contrexeville, d'après plusieurs auteurs, semble donner des résultats sérieux dans les écoulements anciens. On va même jusqu'à dire que son emploi combat efficacement et guérit parfois les rétrécissements dus à une inflammation chronique du canal. Rien, dans les cas que nous avons traités, ne nous permet d'espérer de pareils résultats avec l'eau de Fonfrède. D'autres expérimentateurs seront peut-être plus heureux que nous.

Dans tout ce qui vient d'être dit à propos des affections de vessie, il n'a pas été question de l'action de l'eau de Fonfrède sur les calculs des reins ou de la vessie, assez volumineux pour ne pouvoir être spontanément expulsés par les voies naturelles. Plusieurs sources ont été signalées, comme ayant une action très-nette sur le volume des calculs. Vichy, Vals et Contrexeville ont émis cette prétention. Malheureusement une propriété aussi merveilleuse trouve beaucoup d'incrédules, et nous sommes du nombre. Un calcul de la vessie, quelle que soit sa composition chimique, ne peut, dans l'état actuel de la science, en sortir, s'il est volumineux, que par la taille ou la lithotritie. Aucune eau minérale, aucun composé chimique n'ont le pouvoir de le dissoudre, tant qu'il est enfermé dans le réservoir urinaire. Mais, comme la présence d'un pareil corps étranger provoque habituellement une inflammation plus ou moins vive, dont la guérison peut être obtenue par diverses eaux minérales, celle de

Fonfrède est appelée à jouer, dans ces cas, un rôle important en préparant les malades à subir une opération utile. Les cystites consécutives ou traumatisme opératoire trouveront en elle un remède aussi simple qu'efficace. Tout ce que nous savons de ses propriétés permet d'espérer de pareils résultats.

X.

De l'Eau de Fonfrède dans les Maladies du Foie.

Dans l'étude des eaux minérales, une observation importante à faire, c'est celle de la relation intime qui existe entre le traitement des maladies des organes urinaires et celui des maladies du foie. Presque toujours une eau minérale utile à l'un de ces organes le sera aussi à l'autre. On comprendra facilement un pareil rapport, en songeant à la similitude des fonc-

tions du foie et des reins. Les reins éliminent,
par l'urine, des matériaux excrémentitiels que
la combustion organique accumule dans le
sang ; le foie élimine aussi un liquide , la bile ,
qui , bien qu'ayant à remplir une fonction dans
la digestion intestinale , ne laisse pas que d'être
chargé de produits excrémentitiels dont le foie
et l'intestin doivent purger l'économie. La bile
a ses calculs, qui se déposent dans les voies ou
le réservoir biliaire. L'eau absorbée par l'estomac passe rapidement dans la circulation hépa-
tique avant d'arriver au rein. Il est facile de
comprendre l'action d'une eau minérale dans son
passage , à travers un organe aussi vasculaire
que le foie , quand ses canaux sont engorgés.
L'action sera la même que dans le rein obstrué
par du sable. La circulation sanguine y deviendra
plus active , et la bile , plus fluide et plus abondante, entraînera au dehors les calculs ou le sable qui embarrassent les canaux excréteurs. En
même temps , si cette eau minérale modifie les
phénomènes généraux de nutrition, en les exci-
tant, elle sera un moyen curatif contre le retour
de pareils accidents.

Plusieurs malades, atteints de maladies du foie caractérisées par des coliques hépatiques fréquentes, et un certain degré de congestion de l'organe, ont eu recours à l'eau de Fonfrède. Je n'ai pas suivi de près leur cure, mais j'ai su par des personnes dignes de foi, qu'ils s'é-taient très-bien trouvés d'un pareil traitement. La pratique a confirmé ce qu'on pouvait naturellement conclure du mode d'action de l'eau de Fonfrède sur les divers organes excréteurs.

XI.

De l'Eau de Fonfrède dans le Diabète.

Dans les derniers mois de 1872, un docteur en médecine fort distingué signalait dans une lettre écrite à M. F. Nègre les bons effets produits sur lui-même par l'eau de Fonfrède. Diabétique depuis plusieurs années, il avait essayé tous les traitements classiques avec des succès divers ; il était très-affaibli , ses urines contenaient beaucoup de sucre et son courage était à bout. La curiosité lui fit essayer l'eau de Fonfrède, dont on lui avait vanté l'efficacité dans les maladies des reins. Le résultat fut des plus heureux ; le sucre disparut presque entièrement, les forces se ranimèrent et l'espérance revint avec les forces.

Il y a quelques jours, M. Nègre recevait d'un autre médecin , également distingué , une longue lettre dont j'extrais le passage suivant :

« En mon particulier, je déplore, dans l'intérêt des malades, que la source Fonfrède ne soit pas connue du corps médical et qu'elle n'occupe pas le rang qu'elle mérite à bien des titres. Récemment j'ai été atteint pour la seconde fois par une crise de diabète. La réclame incessante des eaux de Capvern me fit leur donner la préférence sur toutes les eaux minérales. J'en faisais usage depuis une quinzaine de jours , lorsque je lus une observation du docteur Ticier , disant qu'elles ne devaient pas être prescrites aux diabétiques gras , c'était mon cas , mais bien alors Vichy. Je les abandonnai , me conformant pendant trois semaines à l'ordonnance , sans en éprouver le moindre changement dans mon état. Au contraire , mon extrême et atroce sécheresse de la bouche , ainsi que la soif avaient augmenté ; la secrétion urinaire était assez abondante pour m'obliger à me lever dix à douze fois la nuit. L'idée me vint d'avoir recours aux eaux minérales de Fonfrède. M. Bruneau, pharmacien , s'empressa d'en mettre à ma disposition, et je ne tardai pas à en ressentir les bons effets. Chaque jour, je vis diminuer et enfin disparaître les symptômes que je viens de signaler.

« Je dois ajouter qu'avec l'usage de l'eau de Fonfrède , j'ai suivi un régime des plus rigoureux, recommandé en pareille occurrence, usant du pain de seigle de préférence à celui de gluten, suivant le conseil de Trousseau.

« Tel est , Monsieur, ce que je vous devais en échange du bien que j'ai éprouvé de vos eaux de Fonfrède. Elles ont produit dans mon état maladif une modification des plus heureuses, que je n'avais jamais ressentie par l'usage des eaux de Capvern ou de Vichy, prises concurremment avec le régime.

« Veuillez, etc. »

Voilà deux faits bien précieux pour l'étude de cette question délicate et difficile du traitement des diabétiques par l'eau de Fonfrède. Depuis les beaux travaux de Mialhe, sur la théorie de cette cruelle affection, Vichy et Vals semblaient avoir le monopole des cures du diabète. Capvern, depuis quelques années, réclame, par la bouche de son habile et consciencieux inspecteur, M. le docteur Ticier, « les cas où la faiblesse est extrême, où l'anémie domine, où l'épuisement du système nerveux est le point de départ des phénomènes pathologiques de la glycosurie. » Quand le diabète paraît lié à une suppression d'hémorrhoïdes ou de menstrues, les eaux sulfatées calciques, arsénicales et ferrugineuses paraissent devoir le mieux réussir. Vals et Vichy resteraient pour les diabétiques obèses à forte constitution.

A quelle variété de malades de ce genre s'adressera notre modeste source? — Nous ne pouvons nous permettre de répondre à une pareille question. Il nous suffit de savoir qu'elle a été deux fois utile chez des malades gravement atteints, pour nous croire autorisés à la conseiller dans des cas divers de diabète.

Nous espérons que d'autres observateurs, en la prescrivant comme nous, arriveront, par la pratique, à formuler des conclusions favorables.

Je ne saurais terminer cette notice sans remercier mon excellent ami, M. Adolphe Magen, secrétaire perpétuel de la Société des Sciences, Lettres et Arts d'Agen, qui a bien voulu étudier avec moi les terrains d'où émerge la source, sujet de cette notice.

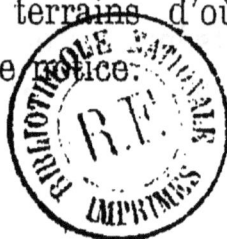